MW00567667

LA DIETA PALEO TUTTI I FRULLATI PER L'ALCALINIZZAZIONE, LA DISINTOSSICAZIONE 2021/22

La Guida completa sulla dieta Paleo, perdi peso grazie ai Frullati freschi e gustosi per raggiungere il prima possibile una salute ottimale ed una potenza psico fisica al Top, disintossicante e alcalinizzante.

Erika Lombardi

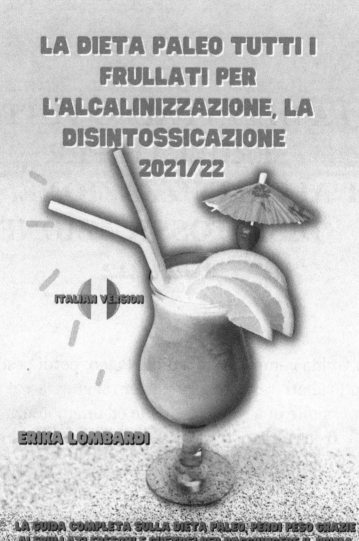

LA DIETA PALEO TUTTI I FRULLATI PER L'ALCALINIZZAZIONE, LA DISINTOSSICAZIONE 2021/22

ITALIAN VERSION

ERIKA LOMBARDI

LA GUIDA COMPLETA SULLA DIETA PALEO. PERDI PESO GRAZIE AI FRULLATI FRESCHI E GUSTOSI PER RAGGIUNGERE IL PRIMA POSSIBILE UNA SALUTE OTTIMALE ED UNA POTENZA PSICO FISICA AL TOP. DISINTOSSICANTE E ALCALINIZZANTE

Sommario

© Copyright 2021 di Erika Lombardi- Tutti i diritti riservati.

Il seguente Libro è riprodotto di seguito con l'obiettivo di fornire informazioni il più accurate e affidabili possibile. Indipendentemente da ciò, l'acquisto di questo Libro può essere visto come un consenso al fatto che sia l'editore che l'autore di questo libro non sono in alcun modo esperti sugli argomenti discussi all'interno e che eventuali raccomandazioni o suggerimenti che vengono fatti nel presente documento sono solo a scopo di intrattenimento. I professionisti dovrebbero essere consultati se necessario prima di intraprendere qualsiasi azione approvata nel presente documento.

Questa dichiarazione è considerata equa e valida sia dall'American Bar Association che dal Committee of Publishers Association ed è legalmente vincolante in tutti gli Stati Uniti.

Inoltre, la trasmissione, la duplicazione o la riproduzione di uno dei seguenti lavori, comprese informazioni specifiche, saranno considerati un atto illegale indipendentemente dal fatto che sia fatto elettronicamente o in stampa. Ciò si estende alla creazione di una copia secondaria o terziaria dell'opera o di una copia registrata ed è consentita solo con il consenso scritto espresso dell'editore. Tutto i diritti aggiuntivi sono riservati.

Le informazioni nelle pagine seguenti sono ampiamente considerate un resoconto veritiero e accurato dei fatti e, in quanto tali, qualsiasi disattenzione o uso improprio delle informazioni in questione da parte del lettore renderà tutte le azioni risultanti esclusivamente sotto la loro responsabilità. Non ci sono scenari in cui l'editore o l'autore originale di quest'opera possa essere in alcun modo ritenuto responsabile per eventuali difficoltà o danni che potrebbero accadere dopo aver intrapreso le informazioni descritte nel presente documento.

Inoltre, le informazioni nelle pagine seguenti sono destinate solo a scopi informativi e dovrebbero quindi essere coniate come universali. Come si addice alla sua natura, viene presentato senza garanzie per quanto riguarda la sua validità prolungata o la qualità provvisoria. I marchi menzionati sono fatti senza consenso scritto e non possono in alcun modo essere considerati un'approvazione da parte del titolare del marchio.

☆ 55% OFF for BookStore NOW at $ 30,95 instead of $ 41,95! ☆

Summer is here, what could be better than enjoying some good Smoothies combined with the Paleo Diet?

If you are a smoothie lover, in this book you will find a wealth of recipes where I explain in a simple and fast way how to prepare fantastic smoothies, tasty and full of energy.

*Losing weight with these smoothies has never been easier. **START !!***

Buy is NOW and let your Customers get addicted to this amazing book!

Introduzione:

Conosciamo meglio la dieta paleo

Si chiama paleo perché è una dieta che rispetta la nostra struttura fisica umana, sia interna che esterna, cosa significa.

Significa che mangiamo ciò che le nostre strutture fisiche (si pensi ai denti, alla mascella o alle mani per la caccia) ci permettono di fare stando a contatto con la natura. La Dieta Paleo prevede l'assunzione di alimenti in quantità e proporzioni simili a quelle che in natura un uomo potrebbe ottenere.

Il nome stesso evoca il significato: lo stile alimentare dell'uomo/donna paleo, cioè che viveva nell'era paleolitica. La paleo è una dieta che si basa principalmente sul consumo di frutta, verdura, semi, bacche, e in misura minore di carne di piccoli animali (come la lepre o il pesce).

Si chiama così perché vuole ricordare lo stile alimentare dell'uomo primitivo che viveva a contatto con la natura più selvaggia e meno contaminata dall'uomo.

Attenzione a non confondersi: la paleo dieta non è una dieta basata sul consumo di carne e dei suoi derivati come troppo spesso si intende.

La Dieta paleo è benefica in estate?

Partendo dal presupposto che la paleo è uno stile alimentare basato principalmente sul consumo di verdure, frutti selvatici e bacche, possiamo definire la paleo dieta un ottimo approccio per la stagione estiva.

Perché? Perché in estate siamo più propensi a mangiare cibi crudi e freddi, perché il nostro fisico è più predisposto ad accettarli, visto l'aumento della temperatura esterna.

La dieta paleo più rigorosa non prevede nemmeno la cottura dei cibi. Sono ammesse le cotture rapide come il soffritto. Le cotture lunghe come il bollito, lo stufato o il forno sono da evitare, soprattutto in estate.

Questo stile alimentare è probabilmente ideale in estate perché ci permette di mangiare più facilmente verdura e frutta, data la grande quantità che la natura produce. È una buona occasione per disintossicarsi e liberarsi delle tossine in eccesso, dando al contempo un po' di riposo al nostro sistema digestivo.

In inverno, invece, è più facile mangiare cibi di natura calda, come cereali integrali, verdure stufate, proteine (pesce o carne) al forno.

A chi è consigliata la dieta paleo

Abbiamo detto che l'estate è la stagione ideale per seguire una dieta paleo. Ci sono tipi di costituzioni fisiche che beneficiano maggiormente di una dieta paleo.

In particolare, le persone che:

- *soffrono di ritenzione idrica*
- *hanno una digestione lenta*
- *sono più spesso fredde che calde*
- *tendono ad avere mani e piedi freddi*
- *tendono ad avere la pelle secca*
- *sono molto rossi in viso o, al contrario, molto pallidi con segni sotto gli occhi*

In generale, possiamo dire che tutte le costituzioni traggono beneficio da una dieta paleo: essendo uno stile alimentare molto diverso da quello seguito dalla maggior parte delle persone, sarebbe già vantaggioso seguirla proprio per due mesi all'anno, per permettere al corpo una maggiore eliminazione delle tossine. L'estate è certamente il momento migliore.

L'estate è arrivata, cosa c'è di meglio che gustare dei buoni Frullati abbinati alla Dieta Paleo?

Se sei un amante dei frullati, in questo libro troverai un'infinità di ricette dove spiego in modo semplice e veloce come preparare fantastici frullati, gustosi e pieni di energia.

Perdere peso con questi frullati non è mai stato così facile.

In questo libro ti propongo una serie di Frullati rivisitati da me personalmente creati appositamente per l'estate perché il nostro corpo nella stagione estiva è più propenso ad assumere sia liquidi che pasti freschi e il Frullato è davvero un'ottima idea per perdere peso e disintossicarsi in pochissimo tempo, scegli una ricetta al giorno e costruisci la tua dieta personalizzata.

Frullati alcalinizzanti

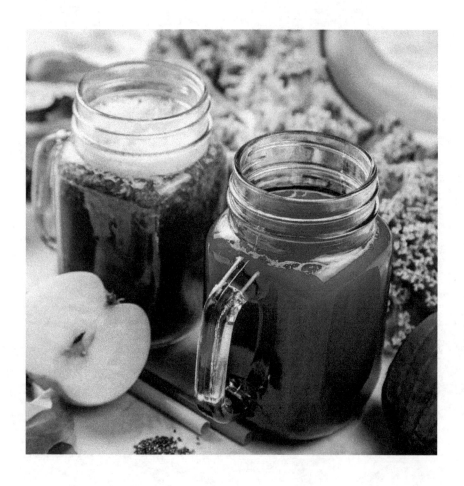

Frullato di pompelmo rosa e anacardi

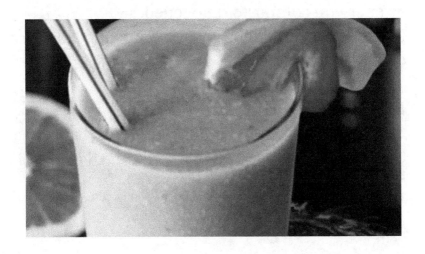

Porzioni: 2
Ingredienti:

Pompelmo rosa, sbucciato e senza semi - 2
Fragole fresche, senza torsolo - 2 tazze
Anacardi crudi e non salati - 1/4 di tazza
Arance, sbucciate e senza semi - 2 medie
Ghiaccio - 2 tazze oppure acqua filtrata - 1 tazza
Decorazione: fragole e fette di pompelmo

Descrizione:

Metti tutti gli ingredienti, tranne la farcitura, in un frullatore ad alta potenza. Inizia lentamente e poi aumenta la velocità fino ad alta velocità. Frulla fino a ottenere un composto omogeneo.
Mettere una fetta di fragola e pompelmo sul bordo di ogni bicchiere e servire.

Informazioni nutrizionali:

Calorie 359, carboidrati 38 g, proteine 8 g, grassi 8 g, fibre 13 g, sodio 4 mg

Cetriolo, Arancia e Chia Frappe

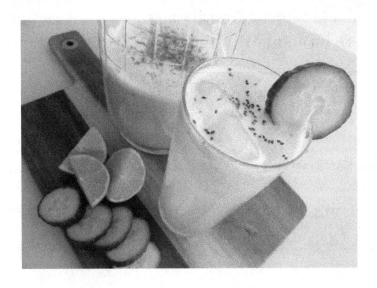

Porzioni: 2
Ingredienti:

Cetriolo grande, sbucciato - 1 ciascuno
Arance medie, sbucciate - 2 ciascuna
Succo di limone fresco - 1 ciascuno
Acqua filtrata - 1 tazza
Ghiaccio - 2 tazze oppure acqua filtrata - 1 tazza
Semi di chia - 2 cucchiaini
Decorazione: fette di cetriolo

Descrizione:

Metti tutti gli ingredienti, tranne la farcitura, in un frullatore ad alta potenza. Inizia lentamente e poi aumenta la velocità fino al massimo. Frullare fino a ottenere un composto spumoso. Aggiungi la chia per amalgamare.

Guarnire con una fetta di cetriolo su ogni bicchiere e servire.

Informazioni nutrizionali:

Calorie 178, carboidrati 33 g, proteine 5 g, grassi 5 g, fibre 10 g, sodio 6 mg

Frullato di melone e basilico

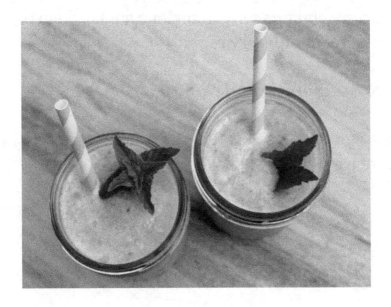

Porzioni: 2
Ingredienti:

Melone, sbucciato e tagliato a pezzi - 4 tazze
Banana grande - 2 ciascuno
Foglie di basilico fresco - 1 cucchiaio
Foglie di menta fresca - 1 cucchiaio
Ghiaccio - 2 tazze oppure acqua filtrata - 1 tazza
Decorazione: fettine di melone

Descrizione:

Metti tutti gli ingredienti, tranne la guarnizione, in un
frullatore ad alta potenza. Inizia lentamente e poi

aumenta la velocità fino ad alta velocità. Frullare fino a ottenere un composto spumoso.
Guarnire con una fetta di melone sul bordo di ogni bicchiere, quindi servire.

Informazioni nutrizionali:

Calorie 197, Carboidrati 51 g, Proteine 3 g, Grassi 1 g, Fibre 6 g, Sodio 37 mg

Frullato di pesca, lino e lamponi

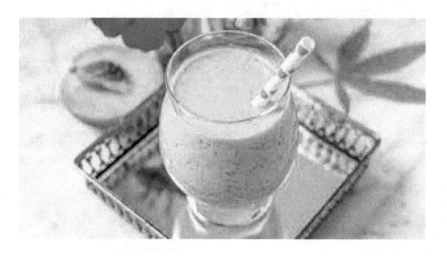

Porzioni: 2
Ingredienti:

Pesche medie - 4 ciascuna
Banana media - 2 ciascuno
Farina di lino macinata - 1 cucchiaio
Lamponi freschi - 1 tazza
Latte di mandorle non zuccherato - 1 tazza
Ghiaccio - 1 tazza o acqua filtrata - 1/2 tazza
Decorazione: fette di pesca e farina di lino

Descrizione:

Metti tutti gli ingredienti, tranne la guarnizione, in un frullatore ad alta potenza. Inizia lentamente e poi aumenta la velocità fino ad alta velocità. Frullare fino a ottenere un composto spumoso.
Completa ogni porzione con un pizzico di farina di lino e una fetta di pesca, quindi servi.

Informazioni nutrizionali:

Calorie 237, carboidrati 54 g, proteine 5 g, grassi 3 g, fibre 11 g, sodio 63 mg

Frullato Crescione e avocado

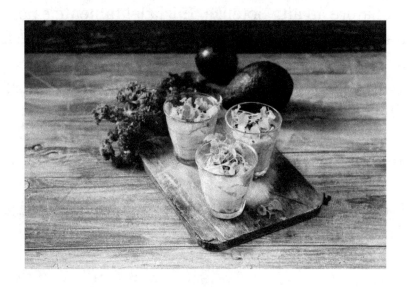

Porzioni: 2
Ingredienti:

Avocado grande, sbucciato e snocciolato - 1 ciascuno
Crescione - 1 tazza, confezionato in modo sciolto
Succo di lime - 1 ciascuno
Cetriolo medio, sbucciato - 1 ciascuno
Acqua filtrata - 1 tazza
Ghiaccio - 1 tazza o acqua filtrata - 1/2 tazza
Sale marino - a piacere
Decorazione: foglie di crescione

Descrizione:

Metti tutti gli ingredienti, tranne la guarnizione, in un frullatore ad alta potenza. Inizia lentamente e poi aumenta la velocità fino ad alta velocità. Frullare fino a ottenere un composto spumoso.
Completa ogni bicchiere con 3 foglie di crescione e poi servi.

Informazioni nutrizionali:

Calorie 187, carboidrati 15 g, proteine 3 g, grassi 15 g, fibre 8 g, sodio 308 mg

Smoothie super alcalinizzante

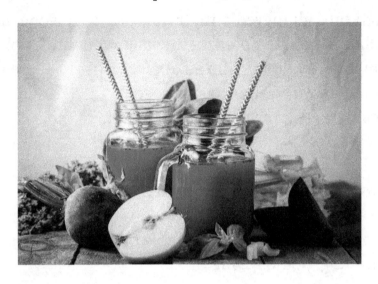

Porzioni: 2
Ingredienti:

Mela verde media - 2 ciascuno
Avocado grande, sbucciato e snocciolato - 1/2
Cetriolo grande, sbucciato - 1/2 ciascuno
Pezzi di melata da 1 pollice - 1 tazza
Succo di lime - 1/2 ciascuno
Chia - 1 cucchiaino
Acqua filtrata - 3 tazze
Ghiaccio - 2 tazze oppure acqua filtrata - 1 tazza
Decorazione: fettine di mela verde

Descrizione:

Metti tutti gli ingredienti, tranne la guarnizione, in un frullatore ad alta potenza. Inizia lentamente e poi aumenta la velocità fino ad alta velocità. Frullare fino a ottenere un composto spumoso.
Completa ogni bicchiere con una fetta di mela e poi servi.

Informazioni nutrizionali:

Calorie 276, Carboidrati 40 g, Proteine 2 g, Grassi 7 g, Fibre 12 g, Sodio 42 mg

Frullati Disintossicanti

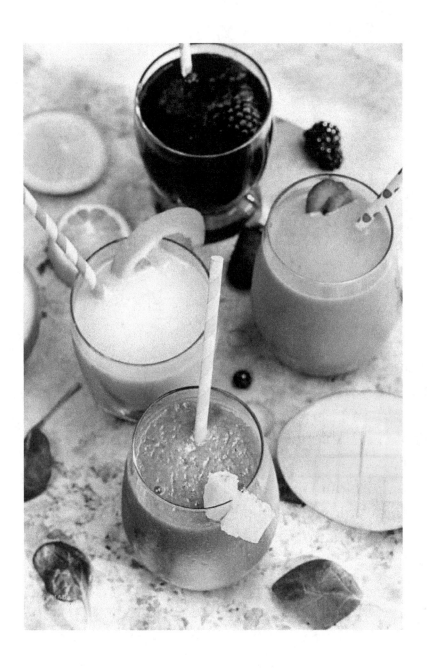

Frullato di uva e barbabietola

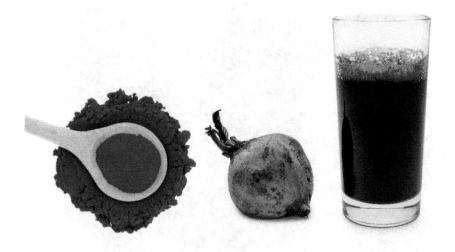

Porzioni: 2
Ingredienti:

Piccole barbabietole fresche, pelate e senza gambo - 3
Uva rossa - 4 tazze
Succo di limone appena spremuto - 1/4 tazza
Scorza di limone grattugiata finemente - 1 cucchiaino
Ghiaccio - 2 tazze oppure acqua filtrata - 1 tazza
Decorazione: grappoli d'uva a piacere

Descrizione:

Metti tutti gli ingredienti, tranne la guarnizione, in un frullatore ad alta potenza. Inizia lentamente e poi aumenta la velocità fino ad alta velocità. Frullare fino a ottenere un composto spumoso.
Completa ogni bicchiere con un grappolo d'uva e poi servi.

Informazioni nutrizionali:

Calorie 185, carboidrati 46 g, proteine 4 g, grassi 1 g, fibre 6 g, sodio 106 mg

Frullato di cetriolo, Cile e lime

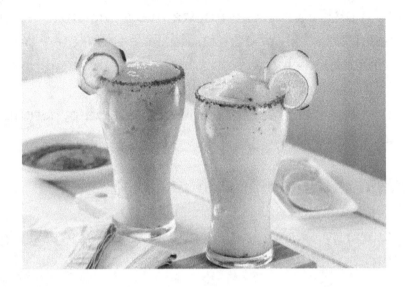

Porzioni: 2
Ingredienti:

Cetrioli medi, sbucciati - 2 ciascuno
Succo di lime appena spremuto - 2 cucchiai
Caienna macinata - 1/8 cucchiaino
Peperone verde piccolo, senza semi - 1/2 ciascuno
Acqua filtrata - 1/2 tazza
Ghiaccio - 1 tazza o acqua filtrata - 1/2 tazza
Sale marino - a piacere
Decorazione: fette di peperone verde

Descrizione:

Metti tutti gli ingredienti, tranne la guarnizione, in un frullatore ad alta potenza. Inizia lentamente e poi aumenta la velocità fino ad alta velocità. Frullare fino a ottenere un composto spumoso.
Completa ogni porzione con una fetta di peperone verde e poi servi.

Informazioni nutrizionali:

Calorie 59, carboidrati 15 g, proteine 2 g, grassi 0 g, fibre 2 g, sodio 299 mg

Frullato di ananas al coriandolo e lime

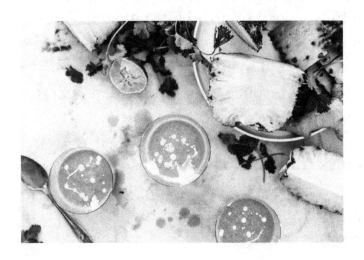

Porzioni: 2
Ingredienti:

Pezzi di ananas fresco - 2 tazze
Grande foglia verde di cavolo - 1 ciascuno
Avocado piccolo, snocciolato - 1 ciascuno
Foglie di coriandolo - 3/4 tazza
Acqua - 1/3 di tazza
Succo di lime appena spremuto - 2 cucchiai
Ghiaccio - 1 tazza o acqua filtrata - 1/2 tazza
Decorazione: pezzi di ananas fresco

Descrizione:

Metti tutti gli ingredienti, tranne la guarnizione, in un frullatore ad alta potenza. Inizia lentamente e poi aumenta la velocità fino ad alta velocità. Frullare fino a ottenere un composto spumoso.
Metti alcuni pezzi di ananas su due stuzzicadenti. Guarnire ogni bicchiere con i pezzi di ananas e servire.

Informazioni nutrizionali:

Calorie 167, carboidrati 28 g, proteine 2 g, grassi 9 g, fibre 6 g, sodio 7 mg

Frappe di barbabietola, cetriolo e aneto

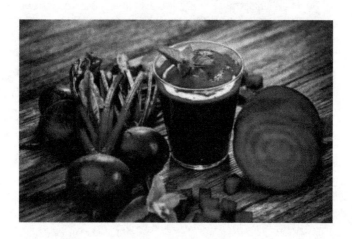

Porzioni: 2
Ingredienti:

Piccole barbabietole fresche, sbucciate - 1 ciascuna
Cetrioli grandi, sbucciati - 2 ciascuno
Aneto fresco tritato - 2 cucchiai
Succo di limone fresco - 1 cucchiaio
Ghiaccio - 3 tazze oppure acqua filtrata - 1 1/2 tazze
Decorazione: rametti di aneto fresco e fettine di limone

Descrizione:

Versare tutti gli ingredienti, tranne la guarnizione, in un frullatore ad alta potenza. Inizia lentamente e poi aumenta la velocità fino ad alta velocità. Frullare fino a ottenere un composto spumoso.
Guarnire con una fetta di limone sul bordo di ogni bicchiere, completare con un ciuffo di aneto fresco, quindi servire.

Informazioni nutrizionali:

Calorie 68, carboidrati 15 g, proteine 3 g, grassi 0 g, fibre 3 g, sodio 45 mg

Frullato rinfrescante ai frutti di bosco

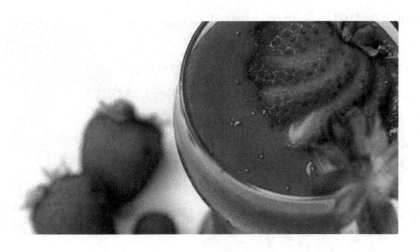

Porzioni: 2
Ingredienti:

Lamponi freschi - 1/2 tazza
Fragole fresche, senza torsolo - 1 1/3 tazze
Mirtilli rossi freschi - 1/2 tazza
Banana grande - 1/2 ciascuno
Foglie di prezzemolo fresco - 1/4 tazza, poco
imballate
Foglie di menta fresca - 1/4 tazza, confezionate in
modo sciolto
Decorazione: rametti di menta fresca

Descrizione:

Versare tutti gli ingredienti, tranne la guarnizione, in un frullatore ad alta potenza.
Inizia a bassa velocità e poi aumenta la velocità al massimo. Frullare fino a ottenere un composto spumoso.
Mettere un rametto di menta fresca in ogni bicchiere e servire.

Informazioni nutrizionali:

Calorie 115, carboidrati 27 g, proteine 8 g, grassi 1 g, fibre 2 g, sodio 10 mg

Frullato allo zenzero

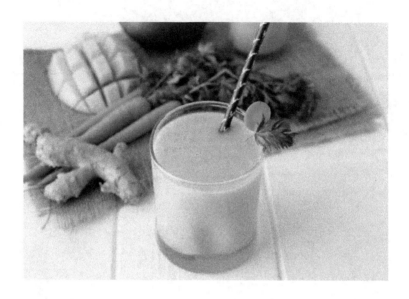

Porzioni: 2
Ingredienti:

Carote piccole, sbucciate - 2 ciascuna
Zenzero fresco grattugiato - 1/4 cucchiaino
Piccoli fiori di broccoli - 1 tazza
Arance medie, sbucciate - 2 ciascuna
Cavolo tritato, gambi rimossi - 2 tazze, confezionati in modo sciolto
Mela verde media, senza torsolo - 2 ciascuno
Acqua filtrata - 1 1/2 tazze
Ghiaccio - 1 tazza O acqua filtrata - 1/2 tazza
Sale marino - a piacere

Decorazione: piccole cimette di broccoli

Descrizione:

Mettere tutti gli ingredienti, tranne la guarnizione, in un frullatore ad alta potenza.
Inizia lentamente e poi aumenta la velocità al massimo. Frullare fino a ottenere una schiuma.
Per completare guarnire ogni bicchiere con un fiorellino di broccoli, quindi servire.

Informazioni nutrizionali:

Calorie 245, Carboidrati 66 g, Proteine 8 g, Grassi 1 g, Fibre 13 g, Sodio 235 mg

Frullati ricchi di antiossidanti antietà

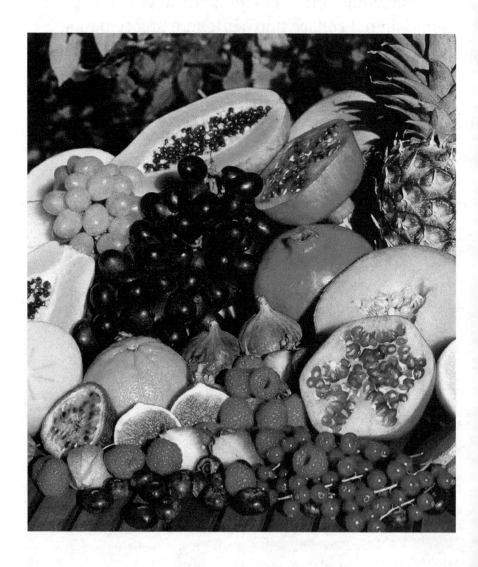

Spinaci, uva passa e frullato di pere

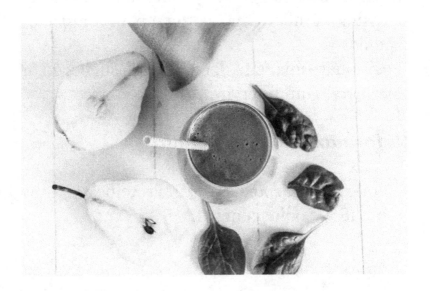

Porzioni: 2
Ingredienti:

Pere piccole - 6 ciascuna
Uvetta - 1 cucchiaio
Spinaci baby - 4 tazze, confezionate in modo sciolto
Succo di limone fresco - 2 cucchiai
Acqua filtrata - 1 tazza
Ghiaccio - 2 tazze oppure acqua filtrata - 1 tazza
Decorazione: fette di pera fresca

Descrizione:

Mettere tutti gli ingredienti, tranne la guarnizione, in un frullatore ad alta potenza.
Inizia da bassa velocità e poi aumenta la velocità al massimo. Frullare fino a ottenere un composto spumoso.
Posizionare una fetta di pera fresca sul bordo di ogni bicchiere, quindi servire.

Informazioni nutrizionali:

Calorie 296, Carboidrati 77 g, Proteine 4 g, Grassi 1 g, Fibre 18 g, Sodio 53 mg

Frullato di Ciliegie e Cocco

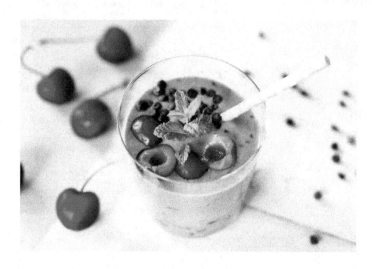

Porzioni: 2
Ingredienti:

Ciliegie dolci snocciolate - 3 tazze
Cocco sminuzzato non zuccherato - 2 cucchiai
Latte di mandorle non zuccherato - 1 tazza e mezza
Mandorle crude non salate - 2/3 di tazza
Banane medie - 1 1/2
Ghiaccio - 1 tazza O acqua filtrata - 1/2 tazza
Decorazione: ciliegie snocciolate tagliate a metà

Descrizione:

Versare tutti gli ingredienti, tranne la guarnizione, in un frullatore ad alta potenza.

Inizia a velocità bassa e poi aumenta la velocità al massimo. Frullare fino a ottenere un composto spumoso.
Metti 2 metà della ciliegia sopra ogni bicchiere, poi servi.

Informazioni nutrizionali:

Calorie 415, carboidrati 59 g, proteine 11 g, grassi 20 g, fibre 11 g, sodio 137 mg

Frullato al cioccolato, cocco e ciliegia

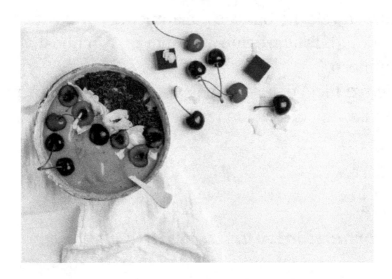

Porzioni: 2
Ingredienti:

1 cucchiaio di granella di cacao
Ciliegie dolci snocciolate - 3 tazze
Cocco sminuzzato non zuccherato - 2 cucchiai
Latte di mandorle non zuccherato - 1 tazza e mezza
Mandorle crude non salate - 2/3 di tazza
Banane medie - 1 1/2
Ghiaccio - 1 tazza O acqua filtrata - 1/2 tazza
Decorazione: ciliegie snocciolate tagliate a metà

Descrizione:

Versare tutti gli ingredienti, tranne la guarnizione, in un frullatore ad alta potenza.
Inizia a velocità bassa e poi aumenta la velocità al massimo. Frullare fino a ottenere un composto spumoso.
Metti 2 metà della ciliegia sopra ogni bicchiere, poi servi.

Informazioni nutrizionali:

Calorie 418, carboidrati 56 g, proteine 11 g, grassi 20 g, fibre 11 g, sodio 137 mg

Frappe di tè verde, uva e spinaci

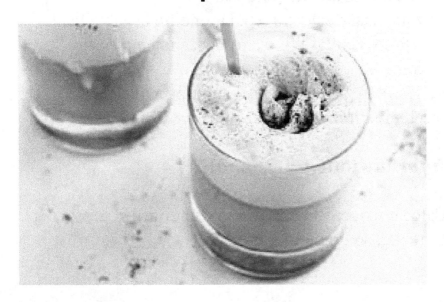

Porzioni: 2
Ingredienti:

Tè verde forte raffreddato - 1 tazza e mezza
Uva verde - 3 tazze
Spinaci baby - 2 tazze, confezionate in modo sciolto
Ghiaccio - 2 tazze oppure acqua filtrata - 1 tazza
Decorazione: grappoli d'uva

Descrizione:

Versare tutti gli ingredienti, tranne la guarnizione, in un frullatore ad alta potenza.
Inizia a bassa velocità e poi aumenta la velocità al massimo. Frullare fino a ottenere un composto spumoso.
Mettere un grappolo d'uva sul bordo di ogni bicchiere, quindi servire.

Informazioni nutrizionali:

Calorie 101, carboidrati 26 g, proteine 3 g, grassi 0 g, fibre 2 g, sodio 26 mg

Frullato di cocco, mango e carote

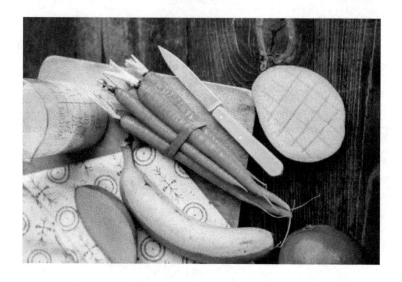

Porzioni: 2
Ingredienti:

Manghi medi, sbucciati e snocciolati - 2 ciascuno
Carota piccola, sbucciata - 1 ciascuno
Cocco grattugiato non zuccherato - 2 cucchiai
Succo di lime appena spremuto - 2 cucchiai
Acqua filtrata - 1 tazza
Ghiaccio - 2 tazze oppure acqua filtrata - 1 tazza
Decorazione: spicchi di lime

Descrizione:

Versare tutti gli ingredienti, tranne la guarnizione, in un frullatore ad alta potenza.
Inizia a bassa velocità e poi aumenta la velocità al massimo. Frullare fino a ottenere un composto spumoso.
Guarnire con uno spicchio di lime sul bordo di ogni bicchiere, quindi servire.

Informazioni nutrizionali:

Calorie 169, Carboidrati 43 g, Proteine 2 g, Grassi 3 g, Fibre 5 g, Sodio 23 mg

Frullato di peperone dolce tropicale

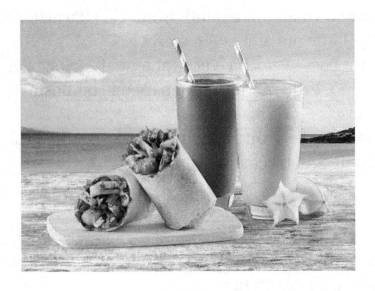

Porzioni: 2
Ingredienti:

1/2 peperone arancione senza semi
Manghi medi, sbucciati e snocciolati - 2 ciascuno
Carota piccola, sbucciata - 1 ciascuno
Cocco grattugiato non zuccherato - 2 cucchiai
Succo di lime appena spremuto - 2 cucchiai
Acqua filtrata - 1 tazza
Ghiaccio - 2 tazze oppure acqua filtrata - 1 tazza
Decorazione: spicchi di lime

Descrizione:

Versare tutti gli ingredienti, tranne la guarnizione, in un frullatore ad alta potenza.
Inizia a bassa velocità e poi aumenta la velocità al massimo. Frullare fino a ottenere un composto spumoso.
Consiglio di guarnire con uno spicchio di lime sul bordo di ogni bicchiere prima di servire.

Informazioni nutrizionali:

Calorie 169, Carboidrati 43 g, Proteine 2 g, Grassi 3 g, Fibre 5 g, Sodio 23 mg

Frullato di limone e mirtillo

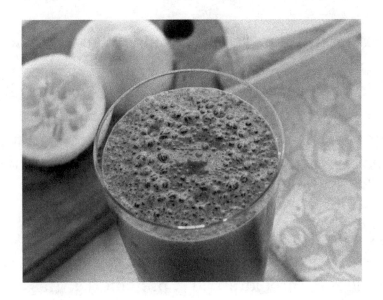

Porzioni: 2
Ingredienti:

Mirtilli freschi -2 tazze
Latte di mandorle non zuccherato -1 1/2 tazze
Banana media - 1 ciascuno
Succo di limone appena spremuto - 2 cucchiaini
Scorza di limone grattugiata finemente - 1 cucchiaino
Foglie di cavolo rosso medio, gambo rimosso - 2
ciascuna
Ghiaccio - 1 tazza O acqua filtrata - 1/2 tazza
Decorazione: mirtilli

Descrizione:

Versare tutti gli ingredienti, tranne la guarnizione, in un frullatore ad alta potenza.
Inizia a bassa velocità e poi aumenta la velocità al massimo. Frullare fino a ottenere un composto spumoso.
Consiglio di guarnire con qualche mirtillo sopra ogni bicchiere, quindi servire.

Informazioni nutrizionali:

Calorie 166, carboidrati 38 g, proteine 3 g, grassi 3 g, fibre 6 g, sodio 141 mg

Frullato di cavolo nero, limone e mirtilli

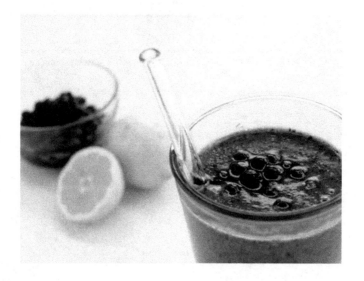

Porzioni: 2
Ingredienti:

1/2 tazza di cavolo tritato
Mirtilli freschi -2 tazze
Latte di mandorle non zuccherato -1 1/2 tazze
Banana media - 1 ciascuno
Succo di limone appena spremuto - 2 cucchiaini
Scorza di limone grattugiata finemente - 1 cucchiaino
Foglie di cavolo rosso medio, gambo rimosso - 2 ciascuna
Ghiaccio - 1 tazza O acqua filtrata - 1/2 tazza
Decorazione: mirtilli

Descrizione:

Versare tutti gli ingredienti, tranne la guarnizione, in un frullatore ad alta potenza.
Inizia a bassa velocità e poi aumenta la velocità al massimo. Frullare fino a ottenere un composto spumoso.
Consiglio di guarnire con qualche mirtillo sopra ogni bicchiere, quindi servire.

Informazioni nutrizionali:

Calorie 170, carboidrati 38 g, proteine 3 g, grassi 3 g, fibre 6 g, sodio 141 mg

Frullato di uva e rosmarino

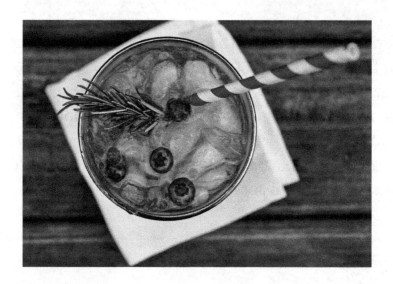

Porzioni: 2
Ingredienti:

Uva rossa - 4 tazze
Foglie fresche di rosmarino - 1 cucchiaino
Mele rosse - 2 ciascuna
Ghiaccio - 1 tazza o acqua filtrata - 1/2 tazza
Decorazione: rametti di rosmarino fresco

Descrizione:

Versare tutti gli ingredienti, tranne la guarnizione, in un frullatore ad alta potenza.

Inizia a bassa velocità e poi aumenta la velocità al massimo. Frullare fino a ottenere un composto spumoso.
Consiglio di guarnire un rametto di rosmarino fresco su ogni bicchiere, quindi servire.

Informazioni nutrizionali:

Calorie 226, carboidrati 58 g, proteine 1 g, grassi 1 g, fibre 8 g, sodio 6 mg

Frullato di mango al curry

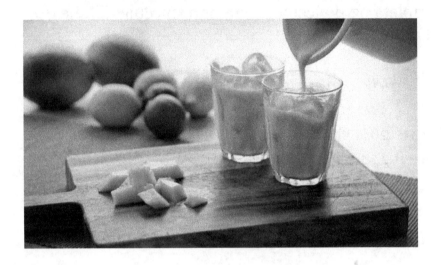

Porzioni: 2
Ingredienti:

Mango medio, sbucciato e snocciolato - 2 ciascuno
Curry giallo - 1/2 cucchiaino
Succo di lime - 2 ciascuno
Date: 8 ciascuna
Latte di mandorle non zuccherato - 2 tazze
Ghiaccio - 2 tazze oppure acqua filtrata - 1 tazza
Decorazione: spicchi di lime

Descrizione:

Versare tutti gli ingredienti, tranne la guarnizione, in
un frullatore ad alta potenza.

Inizia a bassa velocità e poi aumenta la velocità al massimo. Frullare fino a ottenere un composto spumoso.
Completa ogni bicchiere con uno spicchio di lime e poi servi.

Informazioni nutrizionali:

Calorie 266, Carboidrati 66 g, Proteine 3 g, Grassi 4 g, Fibre 8 g, Sodio 145 mg

Frullati a basso contenuto di fruttosio

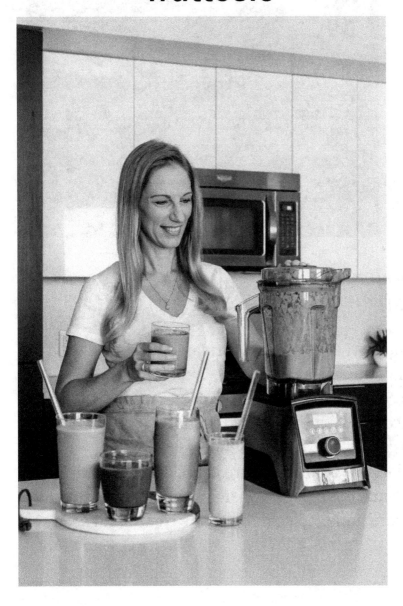

Broccoli piccanti Bloody Mary

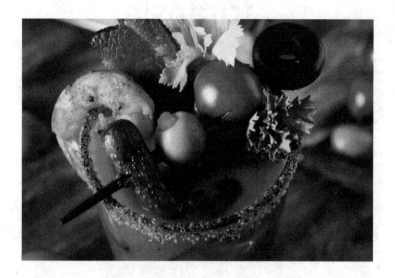

Porzioni: 2
Ingredienti:

Pomodori roma grandi, privati del torsolo - 6
Rafano fresco grattugiato - 1/2 cucchiaino
Succo di limone - 2 ciascuno
Piccoli fiori di broccoli - 1/2 tazza
Salsa piccante Paleo-friendly - 2 cucchiai
Ghiaccio - 2 tazze oppure acqua filtrata - 1 tazza
Sale marino e pepe appena macinato - a piacere
Decorazione: spicchi di limone e gambi di sedano

Descrizione:

Versare tutti gli ingredienti, tranne la guarnizione, in un frullatore ad alta potenza.
Inizia a bassa velocità e poi aumenta la velocità al massimo. Frullare fino a ottenere un composto spumoso.
Guarnire su ogni bicchiere con uno spicchio di limone e un gambo di sedano, quindi servire.

Informazioni nutrizionali:

Calorie 80, carboidrati 19 g, proteine 5 g, grassi 1 g, fibre 5 g, sodio 702 mg

Frullato di guacamole piccante

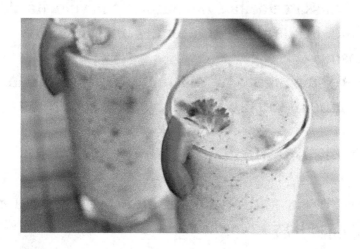

Porzioni: 2
Ingredienti:

Avocado grandi - 2 ciascuno
Piccoli peperoncini serrano, senza semi - 2 ciascuno
Fetta di cipolla (spessore 1/8 di pollice) - 1 ciascuno
Succo di lime - 2 ciascuno
Foglie fresche di coriandolo - 1/2 tazza, confezionate
in modo sciolto
Acqua filtrata - 2 tazze
Pomodori roma grandi, privati del torsolo - 1/2
ciascuno
Ghiaccio - 1 tazza O acqua filtrata - 1/2 tazza
Sale marino - a piacere

Decorazione: fette di pomodoro e rametti di coriandolo

Descrizione:

Versare tutti gli ingredienti, tranne la guarnizione, in un frullatore ad alta potenza.
Inizia a bassa velocità e poi aumenta la velocità al massimo. Frullare fino a ottenere un composto spumoso.
Metti una fetta di pomodoro su ogni bicchiere, quindi completa il frullato con un rametto di coriandolo.
Servite subito.

Informazioni nutrizionali:

Calorie 187, carboidrati 15 g, proteine 4 g, grassi 15 g, fibre 9 g, sodio 154 mg

Frullato piccante di mela verde e germogli

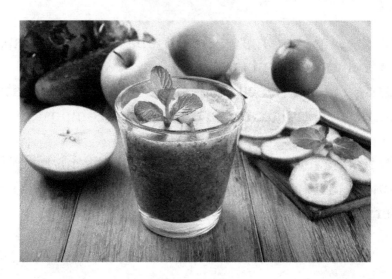

Porzioni: 2
Ingredienti:

Crostata di mele verdi, senza torsolo - 4 ciascuno
Succo di limone appena spremuto - 1/4 tazza
Germogli di erba medica - 1/2 tazza
Ghiaccio - 2 tazze oppure acqua filtrata - 1 tazza
Decorazione: germogli di erba medica

Descrizione:

Versare tutti gli ingredienti, tranne la guarnizione, in un frullatore ad alta potenza.

Inizia a bassa velocità e poi aumenta la velocità al massimo. Frullare fino a ottenere un composto spumoso.
Completa ogni bicchiere con un piccolo nido di germogli di erba medica e poi servi

Informazioni nutrizionali:

Calorie 199, Carboidrati 28 g, Proteine 2 g, Grassi 0 g, Fibre 8 g, Sodio 11 mg

Frullato di germogli e kiwi

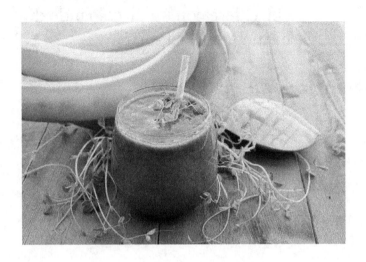

Porzioni: 2
Ingredienti:

1 kiwi sbucciato
1 cucchiaio di succo di lime.
Crostata di mele verdi, senza torsolo - 4 ciascuno
Succo di limone appena spremuto - 1/4 tazza
Germogli di erba medica - 1/2 tazza
Ghiaccio - 2 tazze oppure acqua filtrata - 1 tazza
Decorazione: germogli di erba medica

Descrizione:

Versare tutti gli ingredienti, tranne la guarnizione, in un frullatore ad alta potenza.

Inizia a bassa velocità e poi aumenta la velocità al massimo. Frullare fino a ottenere un composto spumoso.

Completa ogni bicchiere con un piccolo nido di germogli di erba medica e poi servi

Informazioni nutrizionali:

Calorie 189, Carboidrati 27 g, Proteine 2 g, Grassi 0 g, Fibre 8 g, Sodio 11 mg

Frappe di pompelmo

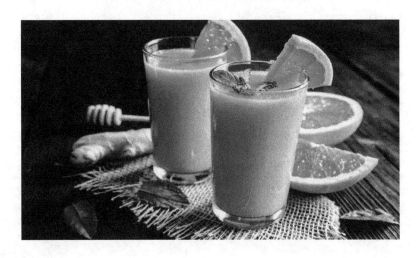

Porzioni: 2
Ingredienti:

Pompelmo medio, sbucciato - 1 ciascuno
Frisee, tritato - 1/4 tazza
Cetrioli medi, sbucciati - 2 ciascuno
Succo di limone appena spremuto - 2 cucchiaini
Acqua filtrata - 1/2 tazza
Sale marino - a piacere
Ghiaccio - 1/2 tazza o acqua filtrata - 1/4 tazza
Decorazione: scorza di pompelmo

Descrizione:

Versare tutti gli ingredienti, tranne la guarnizione, in
un frullatore ad alta potenza.

Inizia a bassa velocità e poi aumenta la velocità al massimo. Frullare fino a ottenere un composto spumoso.
Completa ogni bicchiere con la scorza di pompelmo e poi servi.

Informazioni nutrizionali:

Calorie 79, carboidrati 18 g, proteine 3 g, grassi 1 g, fibre 3 g, sodio 307 mg

Cavolo, cetriolo e aneto Frappe

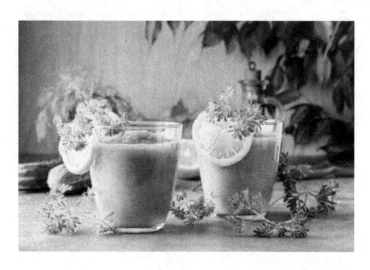

Porzioni: 2
Ingredienti:

Piccole foglie di cavolo verde, gambi rimossi - 2
ciascuno
Succo di limone appena spremuto - 2 cucchiaini
Cetriolo grande - 1 ciascuno
Cipolla piccola - 1/8 ciascuno
Grandi rametti di aneto - 2 ciascuno
Acqua filtrata - 1/2 tazza
Sale marino - a piacere
Ghiaccio - 1 tazza O acqua filtrata - 1/2 tazza

Descrizione:

Versare tutti gli ingredienti, tranne la guarnizione, in un frullatore ad alta potenza.
Inizia a bassa velocità e poi aumenta la velocità al massimo. Frullare fino a ottenere un composto spumoso.

Informazioni nutrizionali:

Calorie 36, Carboidrati 9 g, Proteine 2 g, Grassi 0 g, Fibre 2 g, Sodio 298 mg

Frullati verdi

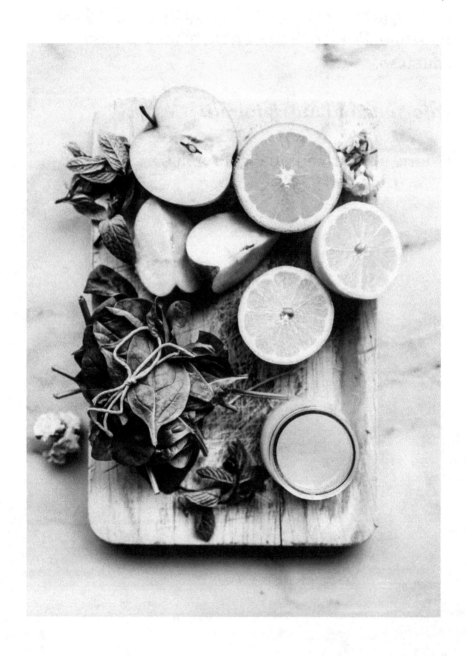

Frullato cremoso di lime e spinaci

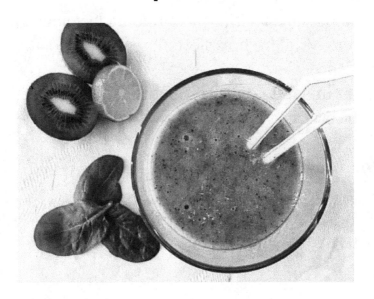

Porzioni: 2
Ingredienti:

Succo di lime - 6 ciascuno
Scorza di lime grattugiata finemente - 2 cucchiaini
Latte di mandorle non zuccherato - 1 tazza
Banane medie - 2 ciascuna
Date: 4 ciascuna
Mandorle crude intere - 1/4 tazza
Spinaci baby - 2 tazze, confezionate
Decorazione: fette di lime

Descrizione:

Versare tutti gli ingredienti, tranne la guarnizione, in un frullatore ad alta potenza.
Inizia a bassa velocità e poi aumenta la velocità al massimo. Frullare fino a ottenere un composto spumoso.
Mettere una fetta di lime sul bordo di ogni bicchiere, quindi servire.

Informazioni nutrizionali:

Calorie 379, carboidrati 75 g, proteine 8 g, grassi 11 g, fibre 9 g, sodio 23 mg

Frullato di agrumi piccante

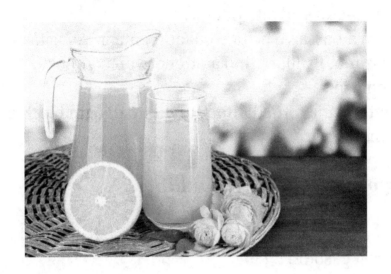

Porzioni: 2
Ingredienti:

Limoni, pompelmi o arance
Succo di lime - 6 ciascuno
Scorza di lime grattugiata finemente - 2 cucchiaini
Latte di mandorle non zuccherato - 1 tazza
Banane medie - 2 ciascuna
Date: 4 ciascuna
Mandorle crude intere - 1/4 tazza
Spinaci baby - 2 tazze, confezionate
Decorazione: fette di lime

Descrizione:

Versare tutti gli ingredienti, tranne la guarnizione, in un frullatore ad alta potenza.
Inizia a bassa velocità e poi aumenta la velocità al massimo. Frullare fino a ottenere un composto spumoso.
Mettere una fetta di lime sul bordo di ogni bicchiere, quindi servire.

Informazioni nutrizionali:

Calorie 379, carboidrati 75 g, proteine 8 g, grassi 11 g, fibre 9 g, sodio 23 mg

Frullato Di Zucchine Verdi

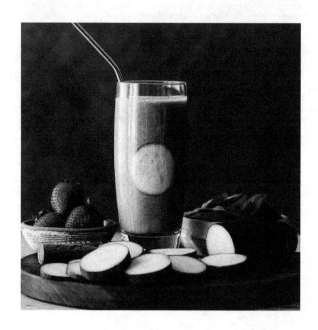

Porzioni: 2
Ingredienti:

Cavolo tritato, gambi rimossi - 2 tazze, confezionati in
modo sciolto
Spinaci baby - 2 tazze
Zucchine piccole, senza gambo - 1 ciascuno
Cetriolo medio - 1 ciascuno
Scorza di lime grattugiata finemente - 2 cucchiaini
Succo di lime appena spremuto - 1 cucchiaio
Acqua filtrata - 1 1/2 tazze
Sale marino - a piacere
Ghiaccio - 1 tazza o acqua filtrata - 1/2 tazza

Decorazione: fette di cetriolo e foglie di cavolo tritate

Descrizione:

Versare tutti gli ingredienti, tranne la guarnizione, in un frullatore ad alta potenza.
Inizia a bassa velocità e poi aumenta la velocità al massimo. Frullare fino a ottenere un composto spumoso.
Metti una fetta di cetriolo sul bordo di ogni bicchiere, guarnisci con una piccola foglia di cavolo e poi servi.

Informazioni nutrizionali:

Calorie 84, Carboidrati 14 g, Proteine 6 g, Grassi 1 g, Fibre 4 g, Sodio 356 mg

Frullato di piselli freschi e menta

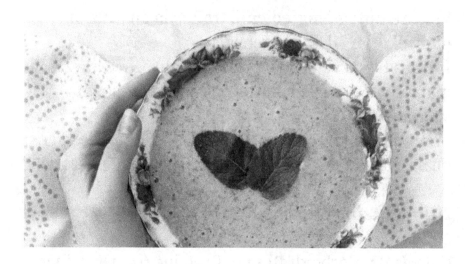

Porzioni: 2
Ingredienti:

Piselli dolci freschi - 1 1/2 tazze
Menta fresca - 1/4 tazza, confezionata in modo sciolto
Lattuga iceberg, torsolo - 2/3 cespi
Foglie di prezzemolo fresco - 1/2 tazza
Succo di limone spremuto - 1 cucchiaio e mezzo
Cetriolo grande, sbucciato - 1 ciascuno
Acqua filtrata - 1 tazza
Ghiaccio - 1 tazza o acqua filtrata - 1/2 tazza
Decorazione: piselli e rametti di menta

Descrizione:

Versare tutti gli ingredienti, tranne la guarnizione, in un frullatore ad alta potenza.
Inizia a bassa velocità e poi aumenta la velocità al massimo. Frullare fino a ottenere un composto spumoso.
Per completare guarnire ogni bicchiere con 3 piselli e un ciuffo di menta fresca, quindi servire.

Informazioni nutrizionali:

Calorie 133, carboidrati 27 g, proteine 9 g, grassi 1 g, fibre 6 g, sodio 154 mg

Frullato di kiwi e asparagi

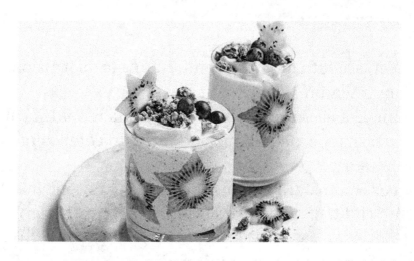

Porzioni: 2
Ingredienti:

Kiwi medi, sbucciati - 4
Lance di asparagi, estremità dure rimosse - 4
Pezzi di melata da 1 pollice - 2 tazze
Acqua filtrata - 1/2 tazza
Ghiaccio - 2 tazze OPPURE acqua filtrata - 1 tazza
Decorazione: lance di asparagi

Descrizione:

Versare tutti gli ingredienti, tranne la guarnizione, in un frullatore ad alta potenza.

Inizia a bassa velocità e poi aumenta la velocità al massimo. Frullare fino a ottenere un composto spumoso.
Metti una lancia di asparagi in ogni bicchiere e poi servi.

Informazioni nutrizionali:

Calorie 166, carboidrati 44 g, proteine 8 g, grassi 1 g, fibre 9 g, sodio 36 mg

Ottieni il tuo frullato di verdure

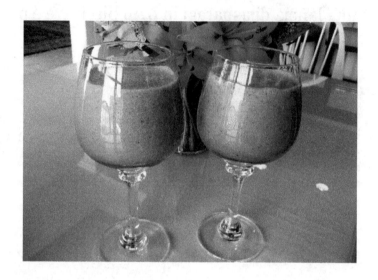

Porzioni: 2
Ingredienti:

Cavolo fresco tritato, gambi rimossi - 1 tazza,
confezionato in modo sciolto
Cavolo verde fresco tritato, gambi rimossi - 1 tazza,
confezionato in modo sciolto
Senape fresca tritata, gambi rimossi - 1 tazza,
confezionata in modo sciolto
Mela verde, senza torsolo - 2 ciascuno
Banana media - 1 ciascuno
Latte di mandorle non zuccherato - 1 tazza e mezza
Succo di limone appena spremuto - 2 cucchiai
Ghiaccio - 1 tazza o acqua filtrata - 1/2 tazza

Decorazione: piccoli pezzi di cavolo nero

Descrizione:

Versare tutti gli ingredienti, tranne la guarnizione, in un frullatore ad alta potenza.
Inizia a bassa velocità e poi aumenta la velocità al massimo. Frullare fino a ottenere un composto spumoso.
Metti un pezzo di cavolo nero sopra ogni porzione e poi servi.

Informazioni nutrizionali:

Calorie 204, Carboidrati 46 g, Proteine 5 g, Grassi 3 g, Fibre 9 g, Sodio 163 mg

Frullato di verdure miste

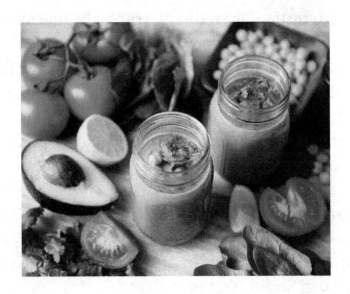

Porzioni: 2
Ingredienti:

Cavolo fresco tritato, gambi rimossi - 1 tazza,
confezionato in modo sciolto
Cavolo verde fresco tritato, gambi rimossi - 1 tazza,
confezionato in modo sciolto
Senape fresca tritata, gambi rimossi - 1 tazza,
confezionata in modo sciolto
1/2 avocado.
Latte di mandorle non zuccherato - 1 tazza e mezza
Succo di limone appena spremuto - 2 cucchiai
Ghiaccio - 1 tazza O acqua filtrata - 1/2 tazza
Decorazione: piccoli pezzi di cavolo nero

Descrizione:

Versare tutti gli ingredienti, tranne la guarnizione, in un frullatore ad alta potenza.
Inizia a bassa velocità e poi aumenta la velocità al massimo. Frullare fino a ottenere un composto spumoso.
Metti un pezzo di cavolo nero sopra ogni porzione e poi servi.

Informazioni nutrizionali:

Calorie 204, Carboidrati 46 g, Proteine 5 g, Grassi 3 g, Fibre 9 g, Sodio 163 mg

Frullati energizzanti

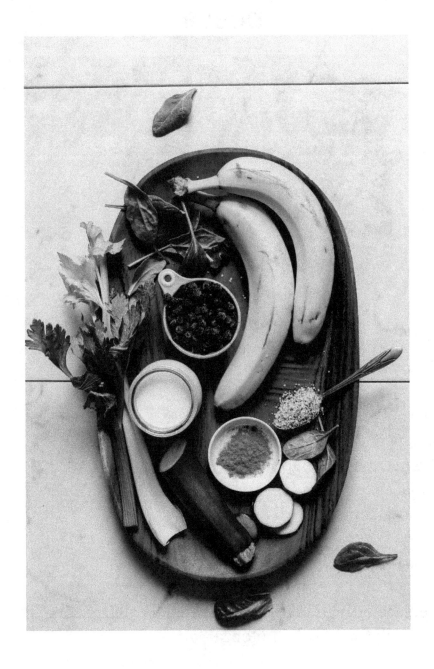

Frullato idratante cocco e pesca

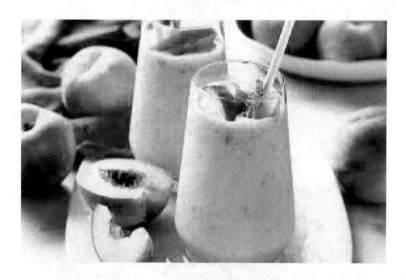

Porzioni: 2
Ingredienti:

Piccole pesche mature, snocciolate - 2 ciascuna
Acqua di cocco - 3/4 tazza
Arance medie, sbucciate - 1 1/2 ciascuna
Ghiaccio - 1 tazza O acqua filtrata - 1/2 tazza
Decorazione: fette di pesca

Descrizione:

Versare tutti gli ingredienti, tranne la guarnizione, in
un frullatore ad alta potenza.

Inizia a bassa velocità e poi aumenta la velocità al massimo. Frullare fino a ottenere un composto spumoso.
Mettere una fetta di pesca sul bordo di ogni bicchiere e servire.

Informazioni nutrizionali:

Calorie 173, Carboidrati 44 g, Proteine 4 g, Grassi 0 g, Fibre 6 g, Sodio 100 mg

Frullato di Rucola e Pera

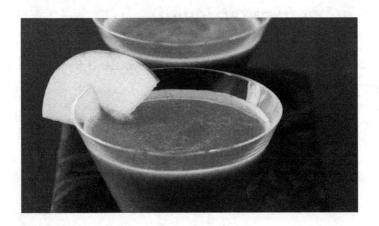

Porzioni: 2
Ingredienti:

Baby rucola - 2 tazze, poco imballate
Pere medie, private del torsolo e pelate - 6 ciascuna
Noci tritate crude - 1/4 tazza
Latte di mandorle non zuccherato - 1 tazza
Ghiaccio - 2 tazze o acqua filtrata - 1 tazza
Decorazione: noci crude tritate

Descrizione:

Versare tutti gli ingredienti, tranne la guarnizione, in
un frullatore ad alta potenza.
Inizia dalla velocità bassa e poi aumenta la velocità al
massimo. Frullare fino a ottenere un composto
spumoso.

Completa ogni bicchiere con le noci tritate e poi servi.

Informazioni nutrizionali:

Calorie 377, carboidrati 75 g, proteine 6 g, grassi 14 g, fibre 16 g, sodio 94 mg

Frullato di Fichi e Cocco

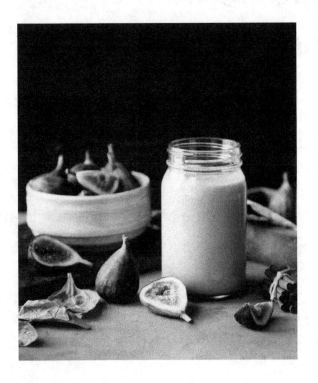

Porzioni: 2
Ingredienti:

Fichi - 12 ciascuno
Latte di mandorle - 1 1/2 tazze
Granella di cacao - 2 cucchiai
Banana - 1/2 ciascuno
Cannella in polvere - 1/2 cucchiaino
Cocco grattugiato non zuccherato - 1 cucchiaio
Ghiaccio - 2 tazze oppure acqua filtrata - 1 tazza

Decorazione: granella di cacao e cocco non zuccherato grattugiato

Descrizione:

Versare tutti gli ingredienti, tranne la guarnizione, in un frullatore ad alta potenza.
Inizia dalla velocità bassa e poi aumenta la velocità al massimo. Frullare fino a ottenere un composto spumoso.
Completa ogni porzione con cocco e granella di cacao, quindi servi.

Informazioni nutrizionali:

Calorie 396, carboidrati 84 g, proteine 4 g, grassi 9 g, fibre 15 g, sodio 132 mg

Frullato di cannella e zucchine

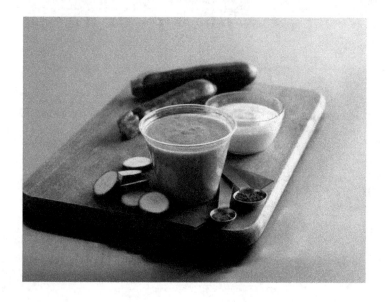

Porzioni: 2
Ingredienti:

Banane medie - 2 ciascuna
Zucchine medie - 1 ciascuna
Cannella in polvere - 1 cucchiaino
Arance medie - 2 ciascuna
Latte di mandorle non zuccherato - 1 tazza
Ghiaccio - 2 tazze oppure acqua filtrata - 1 tazza
Decorazione: spicchi d'arancia

Descrizione:

Versare tutti gli ingredienti, tranne la guarnizione, in un frullatore ad alta potenza.
Inizia dalla velocità bassa e poi aumenta la velocità al massimo. Frullare fino a ottenere un composto spumoso.
Metti uno spicchio d'arancia sul bordo di ogni bicchiere e poi servi.

Informazioni nutrizionali:

Calorie 199, Carboidrati 47 g, Proteine 4 g, Grassi 3 g, Fibre 8 g, Sodio 101 mg

Frullato di noci dolci e semi

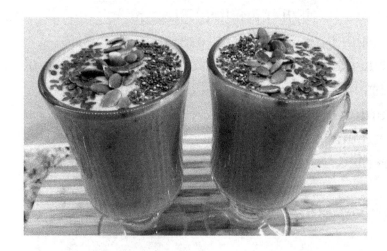

Porzioni: 2
Ingredienti:

Semi di sesamo crudi - 1 cucchiaio
Semi di chia - 2 cucchiai
Semi di zucca sgusciati crudi - 2 cucchiai
Mandorle crude - 2 cucchiai
Latte di mandorle non zuccherato - 1 tazza e mezza
Semi di girasole crudi - 1 cucchiaio
Cocco grattugiato non zuccherato - 1 cucchiaio
Banane medie - 2 ciascuna
Ghiaccio - 2 tazze oppure acqua filtrata - 1 tazza
Decorazione: cocco grattugiato non zuccherato

Descrizione:

Versare tutti gli ingredienti, tranne la guarnizione, in un frullatore ad alta potenza.
Inizia dalla velocità bassa e poi aumenta la velocità al massimo. Frullare fino a ottenere un composto spumoso.
Completa ogni bicchiere con cocco grattugiato e poi servi.

Informazioni nutrizionali:

Calorie 319, Carboidrati 37 g, Proteine 9 g, Grassi 17 g, Fibre 12 g, Sodio 145 mg

Frappe Anguria-Basilico

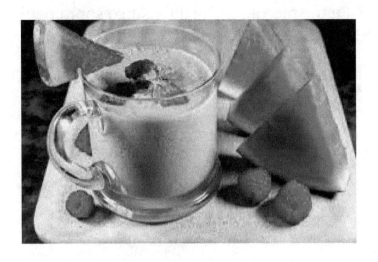

Porzioni: 2
Ingredienti:

Cubetti di anguria da 1 pollice - 4 tazze
Foglie di basilico fresco - 2 cucchiai
Succo di limone appena spremuto - 2 cucchiaini
Ghiaccio - 1 tazza O acqua filtrata - 1/2 tazza
Decorazione: foglioline di basilico fresco

Descrizione:

Versare tutti gli ingredienti, tranne la guarnizione, in
un frullatore ad alta potenza.

Inizia a bassa velocità e poi aumenta la velocità al massimo. Frullare fino a ottenere un composto spumoso.
Metti alcune piccole foglie di basilico sopra ogni bicchiere e poi servi.

Informazioni nutrizionali:

Calorie 94, carboidrati 23 g, proteine 3 g, grassi 1 g, fibre 1 g, sodio 5 mg

Frullato allo zenzero e dattero

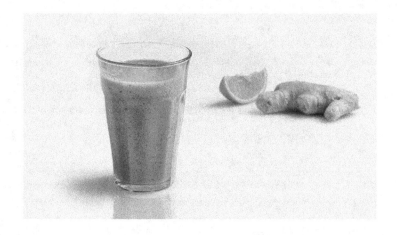

Porzioni: 2
Ingredienti:

Zenzero fresco grattugiato - 1/2 cucchiaino
Date: 12 ciascuna
Banane medie - 3 ciascuna
Latte di mandorle non zuccherato - 2 tazze
Arancia media, sbucciata - 1 ciascuno
Ghiaccio - 2 tazze oppure acqua filtrata - 1 tazza
Decorazione: datteri a fette

Descrizione:

Versare tutti gli ingredienti, tranne la guarnizione, in un frullatore ad alta potenza.
Inizia a bassa e poi aumenta la velocità al massimo.
Frullare fino a ottenere un composto spumoso.

Metti alcune fette di dattero sul bordo di ogni bicchiere e poi servi.

Informazioni nutrizionali:

Calorie 364, Carboidrati 92 g, Proteine 5 g, Grassi 3 g, Fibre 14 g, Sodio 135 mg

Frullato di prugne e noci pecan

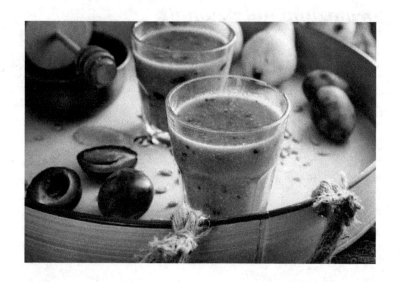

Porzioni: 2
Ingredienti:

Prugne medie, snocciolate - 6 ciascuna
Scorza d'arancia finemente grattugiata - 1/4
cucchiaino
Arance medie, sbucciate - 2 ciascuna
Banana media - 1 ciascuno
Noci pecan tritate crude - 2 cucchiai
Acqua filtrata - 1/4 tazza
Ghiaccio - 1 tazza O acqua filtrata - 1/2 tazza
Decorazione: fette di prugna

Descrizione:

Versare tutti gli ingredienti, tranne la guarnizione, in un frullatore ad alta potenza.
Inizia a bassa velocità e poi aumenta la velocità al massimo. Frullare fino a ottenere un composto spumoso.
Metti una fetta di prugna sul bordo di ogni bicchiere e poi servi.

Informazioni nutrizionali:

Calorie 267, carboidrati 56 g, proteine 4 g, grassi 6 g, fibre 9 g, sodio 1 mg

Frullati dimagranti

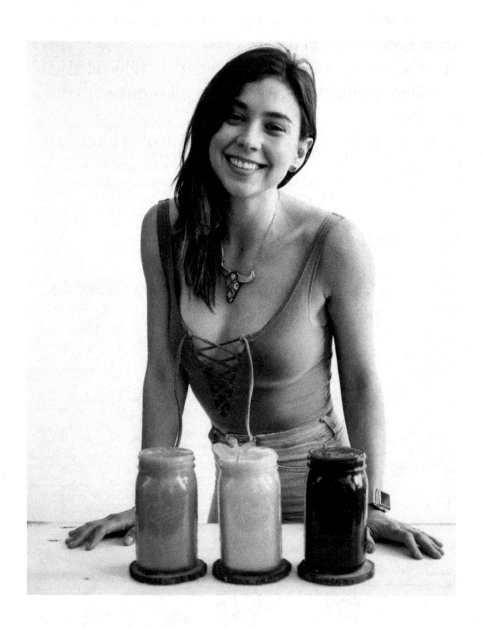

Frullato di Otto verdure

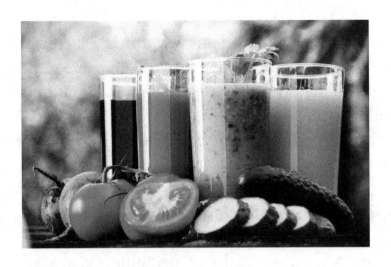

Porzioni: 2
Ingredienti:

Carote grandi, sbucciate e tritate grossolanamente - 1
Barbabietola piccola, sbucciata e tritata
grossolanamente - 1/2 ciascuna
Pomodori roma grandi, privati del torsolo - 3
Spinaci baby - 1 tazza, confezionati in modo sciolto
Peperone verde medio, senza semi - 1/4 ciascuno
Fetta di cipolla dolce (spessa 1/8 di pollice) - 1
Lattuga iceberg, privata del torsolo - 1/8 di testa
Caienna macinata (opzionale) - 1/4 cucchiaino
Acqua filtrata - 1/2 tazza
Ghiaccio - 1 tazza O acqua filtrata - 1/2 tazza
Sale marino e pepe - a piacere
Decorazione: rametti di prezzemolo

Descrizione:

Versare tutti gli ingredienti, tranne la guarnizione, in un frullatore ad alta potenza.
Inizia dal basso e poi aumenta la velocità al massimo.
Frullare fino a ottenere un composto spumoso.
Completa ogni bicchiere con rametti di prezzemolo e poi servi.

Informazioni nutrizionali:

Calorie 56, carboidrati 17 g, proteine 3 g, grassi 1 g, fibre 4 g, sodio 157 mg

Frullato di more e mele

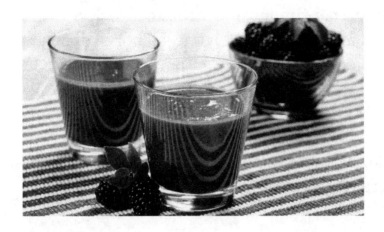

Porzioni: 2
Ingredienti:

More fresche - 2 tazze
Mele Red Delicious, private del torsolo - 4 ciascuna
Scorza di limone grattugiata finemente - 1/2
cucchiaino
Banana grande - 1 ciascuno
Acqua filtrata - 1/2 tazza
Ghiaccio - 1 tazza O acqua filtrata - 1/2 tazza
Decorazione: spicchi di limone

Descrizione:

Versare tutti gli ingredienti, tranne la guarnizione, in
un frullatore ad alta potenza.

Inizia dal basso e poi aumenta la velocità al massimo.
Frullare fino a ottenere un composto spumoso.
Filtrare per rimuovere i semi, se lo si desidera.
Metti uno spicchio di limone sul bordo di ogni
bicchiere e poi servi.

Informazioni nutrizionali:

Calorie 314, Carboidrati 83 g, Proteine 3 g, Grassi 1 g,
Fibre 18 g, Sodio 6 mg

Frullato di gazpacho piccante

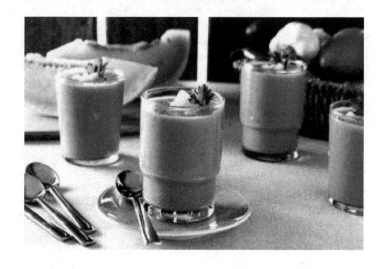

Porzioni: 2
Ingredienti:

Peperone rosso medio, senza torsolo - 1/2 ciascuno
Pomodori roma medi, senza torsolo - 4 ciascuno
Cetrioli grandi - 1 ciascuno
Jalapeño grande, con gambo - 1 ciascuno
Fetta di cipolla spessa 1/4 di pollice - 1 ciascuno
Spicchio d'aglio piccolo, sbucciato - 1 ciascuno
Acqua filtrata - 1/2 tazza
Ghiaccio - 1 tazza O acqua filtrata - 1/2 tazza
Sale marino e pepe appena macinato - a piacere
Decorazione: fette di cetriolo e jalapeño

Descrizione:

Versare tutti gli ingredienti, tranne la guarnizione, in un frullatore ad alta potenza.
Inizia dal basso e poi aumenta la velocità al massimo.
Frullare fino a ottenere un composto spumoso.
Posizionare una fetta di cetriolo e jalapeño sul bordo di ogni bicchiere e servire.

Informazioni nutrizionali:

Calorie 80, carboidrati 18 g, proteine 4 g, grassi 1 g, fibre 5 g, sodio 307 mg

Frullato di cetriolo, pepe e erba cipollina

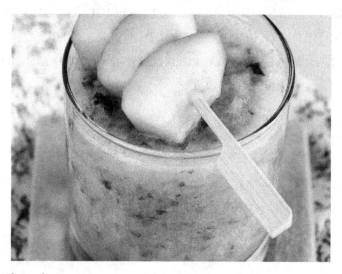

Porzioni: 2
Ingredienti:

Cetrioli medi - 2 ciascuno
Succo di lime appena spremuto - 2 cucchiai
Erba cipollina fresca (lunga 6 pollici) - 12 ciascuno
Peperone verde piccolo - 1 ciascuno
Acqua filtrata - 1/2 tazza
Ghiaccio - 1/2 tazza o acqua filtrata - 1/4 tazza
Sale marino - a piacere
Decorazione: fette di peperone

Descrizione:

Versare tutti gli ingredienti, tranne la guarnizione, in un frullatore ad alta potenza.
Inizia dalla velocità bassa e poi aumenta la velocità al massimo. Frullare fino a ottenere un composto spumoso.
Metti una fetta di pepe sul bordo di ogni bicchiere e poi servi.

Informazioni nutrizionali:

Calorie 63, Carboidrati 14 g, Proteine 3 g, Grassi 1 g, Fibre 3 g, Sodio 295 mg

Frullato di agrumi e jicama

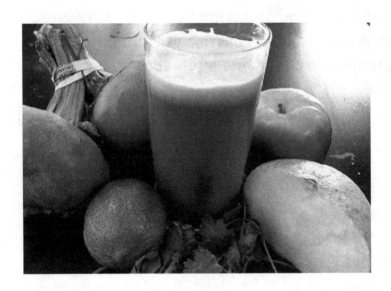

Porzioni: 2
Ingredienti:

Pompelmo piccolo, sbucciato - 1/4 ciascuno
Scorza di lime grattugiata finemente - 1/4 cucchiaino
Lime, sbucciato - 1 ciascuno
Piccola jicama, sbucciata - 1/4 ciascuno
Banana media - 2 ciascuno
Arance sbucciate - 4 ciascuna
Ghiaccio - 1 tazza O acqua filtrata - 1/2 tazza
Decorazione: spicchi di pompelmo

Descrizione:

Versare tutti gli ingredienti, tranne la guarnizione, in un frullatore ad alta potenza.
Inizia dalla velocità bassa e poi aumenta la velocità al massimo. Frullare fino a ottenere un composto spumoso.
Metti uno spicchio di pompelmo sul bordo di ogni bicchiere e poi servi.

Informazioni nutrizionali:

Calorie 316, carboidrati 75 g, proteine 8 g, grassi 1 g, fibre 16 g, sodio 4 mg

Frullato di pomodoro alle erbe

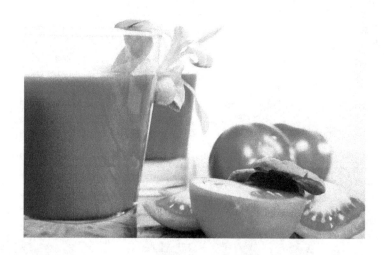

Porzioni: 2
Ingredienti:

Pomodori Roma grandi, privati del torsolo - 4 c
Foglie di basilico fresco - 1/2 tazza
Foglie di aneto fresche - 2 cucchiai
Erba cipollina fresca (lunga 6 pollici) - 6 ciascuno
Olio extravergine di oliva - 2 cucchiaini
Sale marino - a piacere
Ghiaccio - 1 tazza O acqua filtrata - 1/2 tazza
Decorazione: pezzi di erba cipollina lunghi 2 pollici

Descrizione:

Versare tutti gli ingredienti, tranne la guarnizione, in
un frullatore ad alta potenza.

Inizia dalla velocità bassa e poi aumenta la velocità al massimo. Frullare fino a ottenere un composto spumoso.
Metti un pezzo di erba cipollina sopra ogni porzione e poi servi.

Informazioni nutrizionali:

Calorie 89, Carboidrati 14 g, Proteine 3 g, Grassi 5 g, Fibre 3 g, Sodio 303 mg

Frullato di mele e cavolo rosso

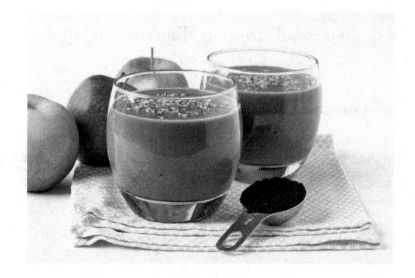

Porzioni: 2
Ingredienti:

Mele Red Delicious - 2 ciascuna
Piccole foglie di cavolo rosso - 2 ciascuna
Latte di mandorle non zuccherato - 1 tazza
Noci tritate crude - 1/4 tazza
Banana grande - 1/2 ciascuno
Ghiaccio - 1 tazza O acqua filtrata - 1/2 tazza
Decorazione: fette di mela Red Delicious

Descrizione:

Versare tutti gli ingredienti, tranne la guarnizione, in un frullatore ad alta potenza.

Inizia dalla velocità bassa e poi aumenta la velocità al massimo. Frullare fino a ottenere un composto spumoso.
Metti una fetta di mela sul bordo di ogni bicchiere e poi servi.

Informazioni nutrizionali:

Calorie 267, carboidrati 46 g, proteine 6 g, grassi 11 g, fibre 8 g, sodio 43 mg

Frullato di cavolfiore e mirtillo

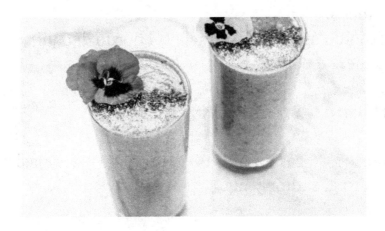

Porzioni: 2
Ingredienti:

Mirtilli freschi - 1 tazza
Banana grande - 2 ciascuno
Arance medie, sbucciate - 2 ciascuna
Cannella in polvere - 1/2 cucchiaino
Piccoli fiori di cavolfiore - 2/3 di tazza
Latte di mandorle non zuccherato - 1/2 tazza
Ghiaccio - 2 tazze oppure acqua filtrata - 1 tazza
Decorazione: fette d'arancia

Descrizione:

Versare tutti gli ingredienti, tranne la guarnizione, in
un frullatore ad alta potenza.

Inizia dalla velocità bassa e poi aumenta la velocità al massimo. Frullare fino a ottenere un composto spumoso.
Metti uno spicchio d'arancia sul bordo di ogni bicchiere e poi servi.

Informazioni nutrizionali:

Calorie 231, carboidrati 68 g, proteine 5 g, grassi 2 g, fibre 10 g, sodio 57 mg

Frullato di cavolo e patate dolci

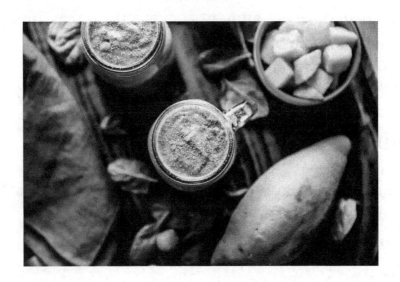

Porzioni: 2
Ingredienti:

Patata dolce, sbucciata - 1 piccola
Latte di mandorle non zuccherato - 2 tazze
Uvetta - 1/4 tazza
Noci pecan crude - 1/4 tazza
Banane medie - 2 ciascuna
Cavolo riccio, gambi rimossi - 1 tazza
Cannella in polvere - 2 cucchiaini
Ghiaccio - 1 tazza O acqua filtrata - 1/2 tazza
Decorazione: pezzi di noci pecan

Descrizione:

Versare tutti gli ingredienti, tranne la guarnizione, in un frullatore ad alta potenza.
Inizia piano e poi aumenta la velocità al massimo.
Frullare fino a ottenere un composto spumoso.
Completa ogni bicchiere con alcuni pezzi di noci pecan e poi servi.

Informazioni nutrizionali:

Calorie 285, Carboidrati 57 g, Proteine 7 g, Grassi 8 g, Fibre 8 g, Sodio 209 mg

Frullati Elaborati

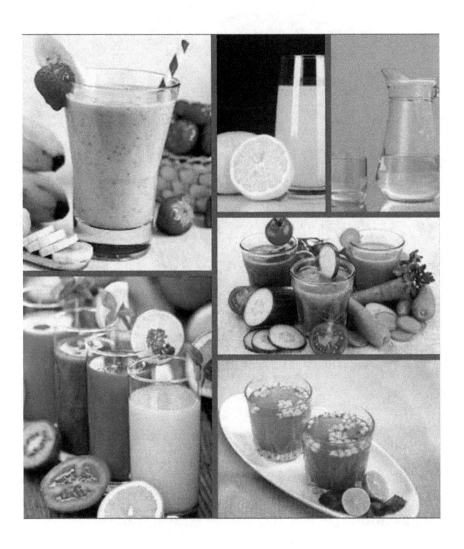

Frullato di erbe lampone-rosmarino

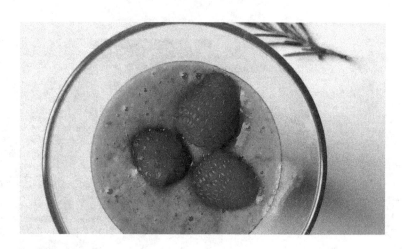

Porzioni: 2
Ingredienti:

Lamponi rossi freschi - 2 tazze
Mela Red Delicious - 2 ciascuno
Foglie di rosmarino fresco tritate - 1 cucchiaino
Date: 6 ciascuna
Succo di limone - 2 cucchiaini
Banana grande - 1/2 ciascuno
Ghiaccio - 2 tazze oppure acqua filtrata - 1 tazza
Decorazione: rosmarino fresco e lamponi

Descrizione:

Versare tutti gli ingredienti, tranne la guarnizione, in un frullatore ad alta potenza.
Inizia al minimo e poi aumenta la velocità al massimo. Frullare fino a ottenere un composto spumoso.
Completare ogni bicchiere con 2 lamponi e un rametto di rosmarino fresco, quindi servire.

Informazioni nutrizionali:

Calorie 378, Carboidrati 107, Proteine 7 g, Grassi 1 g, Fibre 18 g, Sodio 4 mg

Frullato dolce al curry e melone

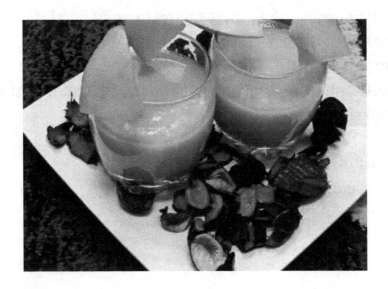

Porzioni: 2
Ingredienti:

Cubetti di melone da 1 pollice - 6 tazze
Succo di lime appena spremuto - 2 cucchiai
Curry indiano in polvere - 1/4 cucchiaino
Banane medie - 1 ciascuna
Acqua filtrata - 1/2 tazza
Ghiaccio - 1 tazza O acqua filtrata - 1/2 tazza
Decorazione: fette di melone

Descrizione:

Versare tutti gli ingredienti, tranne la guarnizione, in un frullatore ad alta potenza.
Inizia al minimo e poi aumenta la velocità al massimo. Frullare fino a ottenere un composto spumoso.
Metti una fetta di melone sul bordo di ogni bicchiere e poi servi.

Informazioni nutrizionali:
Calorie 218, carboidrati 56 g, proteine 5 g, grassi 1 g, fibre 6 g, sodio 76 mg

Frullato piccante di mela e rabarbaro

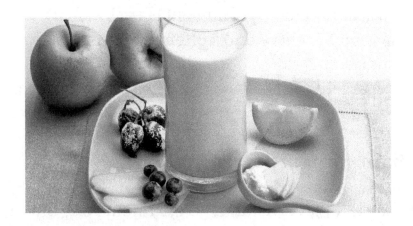

Porzioni: 2
Ingredienti:

Mele Red Delicious - 4
Gambi di rabarbaro freschi, privati delle foglie e
tagliati a fettine sottili - 4 ciascuno
Latte di mandorle non zuccherato - 2 tazze
Noci crude tritate - 1/4 tazza
Succo di limone appena spremuto - 3 cucchiai
Ghiaccio - 2 tazze o acqua filtrata - 1 tazza
Decorazione: noci crude tritate

Descrizione:

Versare tutti gli ingredienti, tranne la guarnizione, in un frullatore ad alta potenza.
Inizia al minimo e poi aumenta la velocità al massimo. Frullare fino a ottenere un composto spumoso.
Cospargere ogni bicchiere con le noci tritate e poi servire.

Informazioni nutrizionali:

Calorie 349, Carboidrati 58 g, Proteine 6 g, Grassi 13 g, Fibre 13 g, Sodio 188 mg

Ricco frullato di banana e cannella

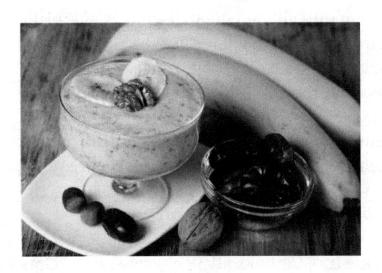

Porzioni: 2
Ingredienti:

Banane medie - 2 ciascuna
Funghi champignon interi - 1/3 di tazza
Farina di lino macinata - 2 cucchiaini
Cannella in polvere - 2 cucchiaini
Latte di mandorle non zuccherato - 2 tazze
Date: 4 ciascuna
Ghiaccio - 2 tazze oppure acqua filtrata - 1 tazza
Decorazione: fette di banana e cannella

Descrizione:

Versare tutti gli ingredienti, tranne la guarnizione, in un frullatore ad alta potenza.
Inizia al minimo e poi aumenta la velocità al massimo. Frullare fino a ottenere un composto spumoso.
Mettere una fetta di banana sul bordo di ogni bicchiere, cospargere di cannella e servire.

Informazioni nutrizionali:

Calorie 219, Carboidrati 48 g, Proteine 5 g, Grassi 4 g, Fibre 8 g, Sodio 145 mg

Frullato piccante di albicocche

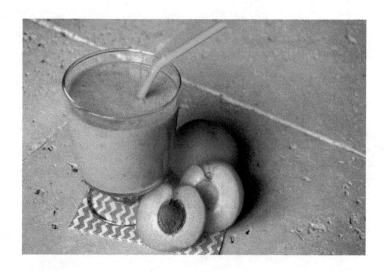

Porzioni: 2
Ingredienti:

Albicocche medie, snocciolate - 8 ciascuna
Habanero fresco, con gambo e senza semi - 1/2
ciascuno
Ravanelli, tagliati - 3 ciascuno
Arance medie, sbucciate - 4 ciascuna
Acqua filtrata - 1 tazza
Ghiaccio - 1 tazza O acqua filtrata - 1/2 tazza
Decorazione: fette di albicocca

Descrizione:

Versare tutti gli ingredienti, tranne la guarnizione, in un frullatore ad alta potenza.
Inizia con il minimo e poi aumenta la velocità al massimo. Frullare fino a ottenere un composto spumoso.
Completa ogni bicchiere con una fetta di albicocca e poi servi.

Informazioni nutrizionali:

Calorie 231, Carboidrati 59 g, Proteine 6 g, Grassi 1 g, Fibre 15 g, Sodio 4 mg

Frullato di mirtillo rosso jalapeno

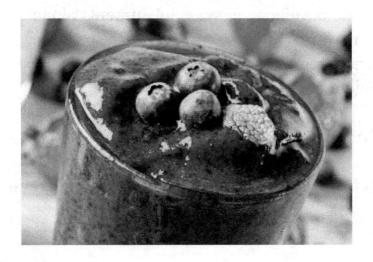

Porzioni: 2
Ingredienti:

Jalapenos grandi, senza semi - 2 ciascuno
Mirtilli freschi - 2 tazze
Mela rossa, senza torsolo - 4 ciascuno
Banane medie - 4 ciascuna
Latte di mandorle non zuccherato - 2 tazze
Ghiaccio - 1 tazza O acqua filtrata - 1/2 tazza
Decorazione: fette di jalapeño

Descrizione:

Versare tutti gli ingredienti, tranne la guarnizione, in un frullatore ad alta potenza.
Inizia dalla velocita bassa e poi aumenta al massimo.
Frullare fino a ottenere un composto spumoso.
Posizionare una fetta di jalapeño sul bordo di ogni bicchiere e servire.

Informazioni nutrizionali:

Calorie 478, carboidrati 119 g, proteine 4 g, grassi 3 g, fibre 20 g, sodio 188 mg

Frullato di mango e tomatillo

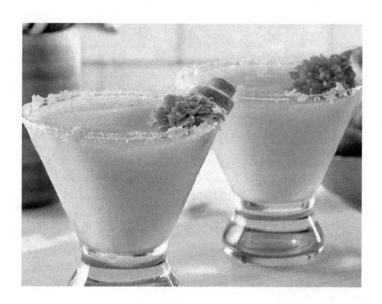

Porzioni: 2
Ingredienti:

Mango medio, sbucciato e snocciolato - 2 ciascuno
Tomatillos medi, scafi rimossi - 2 ciascuno
Latte di mandorle non zuccherato - 1/2 tazza
Foglie fresche di coriandolo - 2 cucchiai
Ghiaccio - 2 tazze oppure acqua filtrata - 1 tazza
Decorazione: foglie fresche di coriandolo

Descrizione:

Versare tutti gli ingredienti, tranne la guarnizione, in un frullatore ad alta potenza.
Inizia dalla velocità minima e poi aumenta la velocità al massimo. Frullare fino a ottenere un composto spumoso.
Metti una foglia di coriandolo sopra ogni bicchiere e poi servi.

Informazioni nutrizionali:

Calorie 157, carboidrati 39 g, proteine 2 g, grassi 2 g, fibre 5 g, sodio 56 mg

Frullato d'arancia e zucca

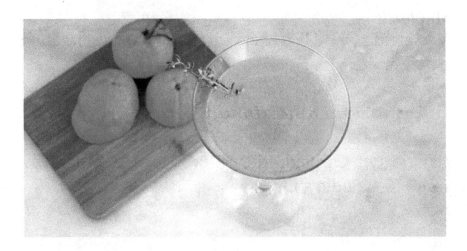

Porzioni: 2
Ingredienti:

Arance medie - 6 ciascuna
Scorza d'arancia finemente grattugiata - 1/4
cucchiaino
Banane medie - 2 ciascuna
Fiori di zucca medi, gambi duri rimossi - 10 ciascuno
Ghiaccio 1 tazza O acqua filtrata - 1/2 tazza
Decorazione: fette d'arancia

Descrizione:

Versare tutti gli ingredienti, tranne la guarnizione, in
un frullatore ad alta potenza.

Inizia dalla velocità minima e poi aumenta la velocità al massimo. Frullare fino a ottenere un composto spumoso.
Versate una fetta d'arancia sul bordo di ogni bicchiere e poi servite.

Informazioni nutrizionali:

Calorie 378, Carboidrati 97 g, Proteine 9 g, Grassi 1 g, Fibre 16 g, Sodio 5 mg

Smoothie Radicchio, Pera e Pinoli

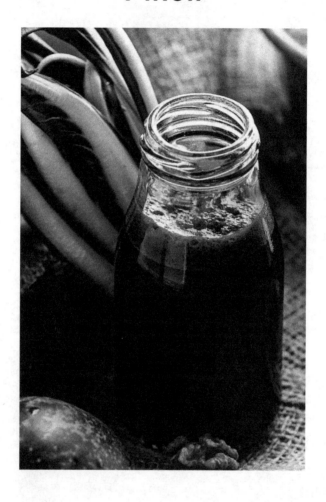

Porzioni: 2
Ingredienti:

Pere medie, senza torsolo - 8 ciascuna
Foglie di radicchio, tagliate da 1 pollice - 1 tazza

Pinoli - 2 cucchiai
Scorza di limone grattugiata - 1/4 cucchiaino
Succo di limone appena spremuto - 1/4 tazza
Ghiaccio - 2 tazze oppure acqua filtrata - 1 tazza
Decorazione: pezzi di foglia di radicchio da 1 pollice

Descrizione:

Versare tutti gli ingredienti, tranne la guarnizione, in
un frullatore ad alta potenza.
Inizia dalla velocità minima e poi aumenta la velocità
al massimo. Frullare fino a ottenere un composto
spumoso.
Coprite ogni bicchiere con una foglia di radicchio e
servite.

Informazioni nutrizionali:

Calorie 558, Carboidrati 141 g, Proteine 5 g, Grassi 7
g, Fibre 27 g, Sodio 19 mg

Conclusioni

Spero che questo Libro ti abbia aiutato non solo a perdere peso in modo costante ma anche aver scoperto un nuovo modo per tenersi in forma grazie ai Frullati associati alla Dieta Paleo, sono veramente Gustosi.

Si sa che con l'arrivo dell'estate il nostro corpo ha più bisogno di molti liquidi per idrattarsi e quindi anche i frullati che oltre essere veramente buoni sono disintossicanti e freschi al palato.

Grazie per aver letto il mio libro e ti do appuntamento al prossimo ricettario .. Un Abbraccio

Erika Lombardi

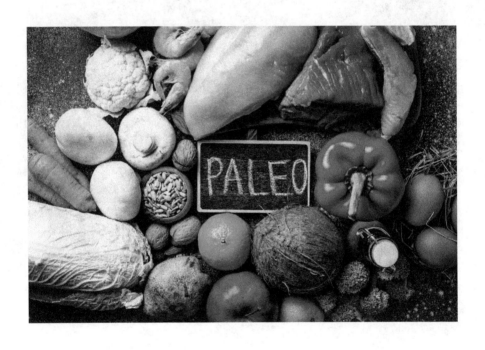

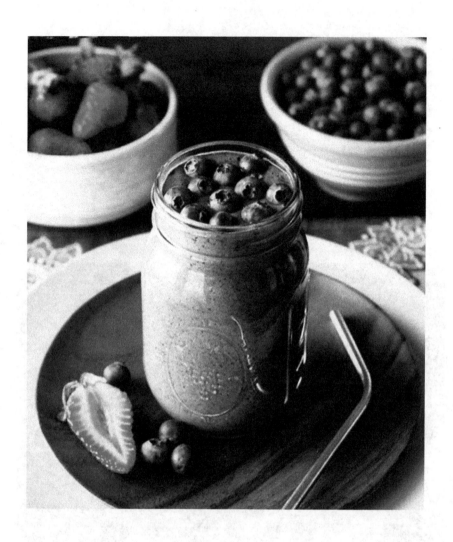

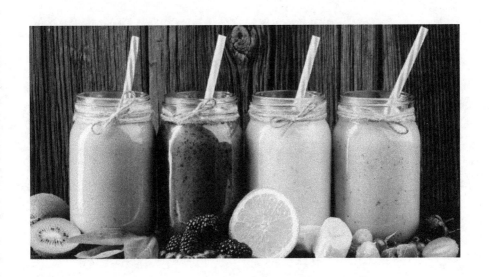